BEI GRIN MACHT SICH IHR
WISSEN BEZAHLT

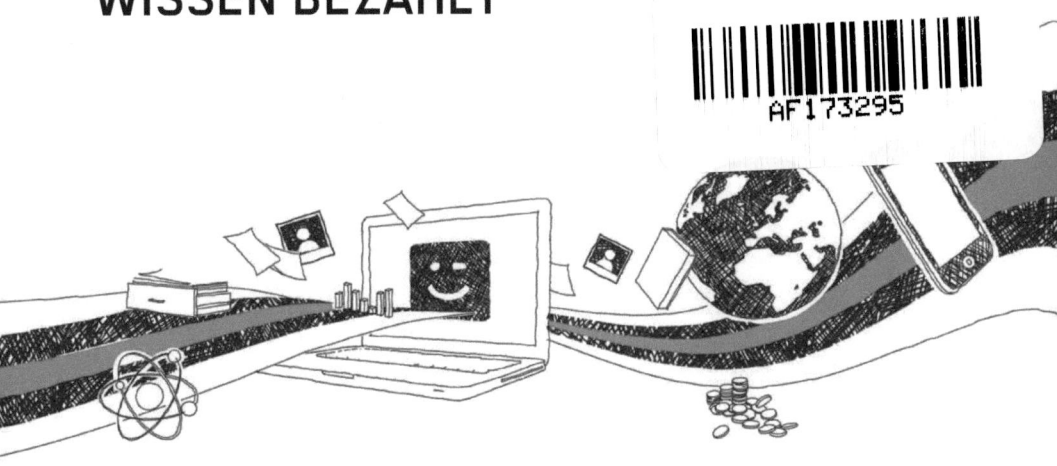
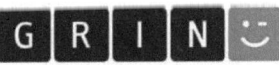

Ernst Probst

Veronica Carstens. Die Förderin der Naturheilkunde

GRIN Verlag

Bibliografische Information der Deutschen Nationalbibliothek:

Die Deutsche Bibliothek verzeichnet diese Publikation in der Deutschen National-
bibliografie; detaillierte bibliografische Daten sind im Internet über http://dnb.d-
nb.de/ abrufbar.

Impressum:

Copyright © 2012 GRIN Verlag GmbH
Druck und Bindung: Books on Demand GmbH, Norderstedt Germany
ISBN: 978-3-656-25245-0

Dieses Buch bei GRIN:

http://www.grin.com/de/e-book/198441/veronica-carstens-die-foerderin-der-
naturheilkunde

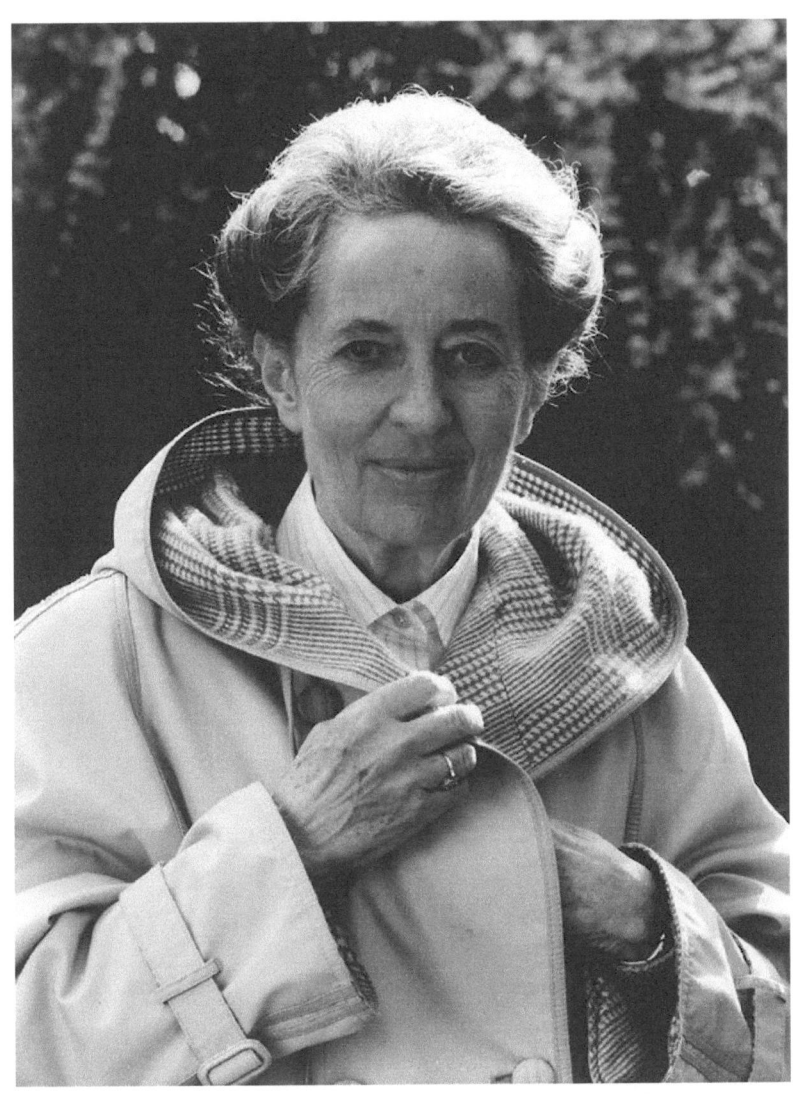

Dr. Veronica Carstens (1923–2012)

Ernst Probst

Veronica
Carstens

Die Förderin
der Naturheilkunde

Veronica Carstens (1923–2012) ,
der Förderin der Naturheilkunde,
gewidmet

Veronica Carstens

Die Förderin der Naturheilkunde

Als Mitbegründerin der „Karl und Veronica-Carstens-Stiftung" (1981) und der Fördergemeinschaft für Erfahrungsheilkunde „NATUR und MEDIZIN" (1983) tat sich die Internistin und „First Lady" der Bundesrepublik Deutschland, Dr. Veronica Carstens (1923–2012), geborene Prior, hervor. Die von der Präsidentengattin und ihrem Mann aus der Taufe gehobenen Organisationen unterstützen wissenschaftliche Arbeiten zur Erforschung von Präparaten und Methoden der Naturheilkunde und Homöopathie.
Veronica Prior wurde am 18. Juni 1923 als jüngstes von vier Kindern des Diplom-Ingenieurs Willi Prior in Bielefeld (Westfalen) geboren. Nach dem in ihrer Heimatstadt absolvierten Abitur leistete sie im Kriegsjahr 1941 den obligatorischen Arbeitsdienst in einem Lager in Westrup (Westfalen) ab. Sie wurde in der Landwirtschaft zur Kartoffelernte und zum Fahren mit einem Ochsengespann eingesetzt.
Auf den Arbeitsdienst folgte ab 1942 ein Medizinstudium an der Albert-Ludwigs-Universität in Freiburg/Breisgau, obwohl Veronica Carstens

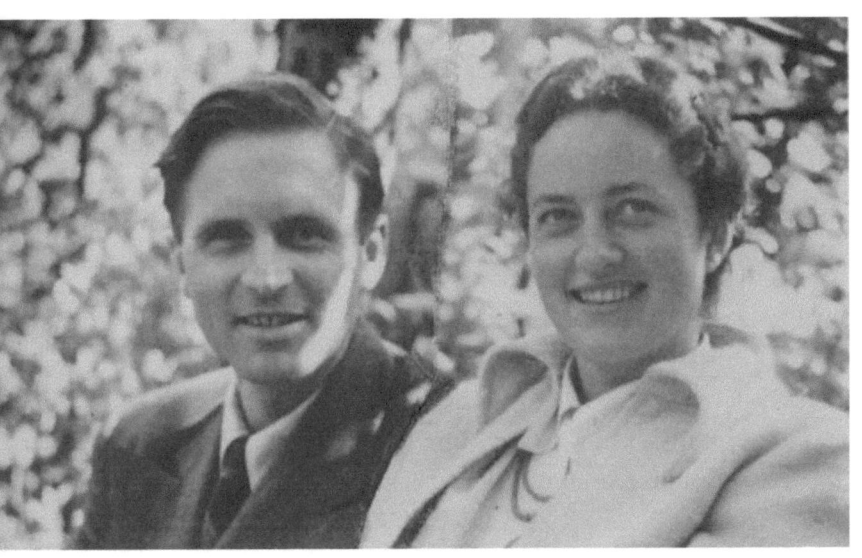

Ehepaar Dr. Karl Carstens (1914–1992)
und Veronica Carstens (1923–2012)
während ihrer Zeit in Bremen
im Jahre 1949

ursprünglich Musik studieren wollte. 1943 verliebte sich die Medizinstudentin bei der Hochzeit ihrer Schwester Annette auf den ersten Blick in den aus Bremen stammenden Flakleutnant Karl Carstens (1914–1992). Im Anschluss an das Physikum arbeitete sie von 1944 bis 1945 als Rote-Kreuz-Schwester in einem Lazarett in Schobüll hinter dem Deich.

Im Dezember 1944 heiratete Veronica Prior in Berlin-Tegel den Leutnant Karl Carstens. Auf der Hochzeitsreise ins Riesengebirge hörte das Paar bereits den Kanonendonner der heranrückenden russischen Armee. Veronica Carstens erlebte das Ende des Zweiten Weltkrieges in Heide (Dithmarschen), wo sie damals in der Krankenstation der Kaserne arbeitete. Sie versuchte, sich nach Bremen durchzuschlagen, ihr Mann strampelte mit dem Fahrrad nach Heide. In Hamburg haben sich beide wieder getroffen. Es war einer der schönsten Augenblicke ihres Lebens. Der Krieg beendet, der Mann trotz aller Gefahren gesund – und nun lag die Zukunft im hellen Licht vor ihnen.

In der Nachkriegszeit begnügte sich Veronica Carstens mit ihrer Rolle als Hausfrau, während sich ihr als Rechtsanwalt in Bremen und später als Bevollmächtigter der Hansestadt Bremen beim Bund tätiger Mann zunehmend in der Politik engagierte. Sie spielte Geige und besuchte Vorlesungen über Kunstgeschichte, um den Tag auszufüllen, kam sich aber ohne eine sinnvolle Tätigkeit zunehmend nutzlos vor. Als sich herausstellte, dass die Ehe kinderlos bleiben würde, Karl Carstens seine Tätigkeit als Anwalt in Bremen aufgegeben hatte und nach Bonn in die Politik gegangen war, setzte Veronica Carstens 1956 auf den Rat ihres Gatten an der Rheinischen Friedrich-Wilhelms-Universität in Bonn ihr Medizinstudium fort, das sie 1960 mit Staatsexamen und Promotion abschloss. Es folgte ihre internistische Fachausbildung am „St. Josefs-Krankenhaus" in Bonn-Beuel.

Zu Beginn der 1960-er Jahre gehörte Veronica Carstens zu den Gründerinnen des „Frauen- und Familiendienstes" des „Auswärtigen Amtes", in dem ihr Mann damals als Staatssekretär wirkte. Diese Organisation steht den Frauen und Familien bei dem häufigen Ortswechsel der Amtsangehörigen mit Rat und Tat zur Seite.

Veronica Carstens arbeitete von 1960 bis 1968 als Assistenzärztin, ehe sie 1968 in ihrem Wohnort Meckenheim unweit von Bonn eine eigene internistische Fachpraxis eröffnete, die vor allem auf die Biologische Medizin und die Homöopathie ausgerichtet war. Dabei handelte es sich um keine Starpraxis für Prominente, sondern um eine Kassenpraxis für alle Patienten. Zur Zeit der Praxiseröffnung war ihr Mann Chef des Bundeskanzleramtes.

1972 wählte man Veronica Carstens in das Presbyterium
(Kirchenvorstand) der evangelischen Kirchengemeinde
in Meckenheim. Ab 1973 fungierte ihr Mann in Bonn
als Fraktionsvorsitzender der CDU/CSU. Erst ab dieser
Zeit las Frau Carstens den politischen Teil der
Zeitungen. Denn Politik hatte sie nie interessiert. Sie
erschien ihr als eine Sache, die von entschlusskräftigen
und dazu befähigten Männern und Frauen gestaltet und
verantwortet wird.

Am 1. Juli 1979 wurde der CDU-Politiker Karl Carstens
als Nachfolger von Walter Scheel (FDP) deutscher
Bundespräsident. Seine Frau behielt ihre Meckenheimer
Praxis und gab dort noch vier- oder fünf Mal in der
Woche einen halben Tag lang Sprechstunden. Wenn ein
Kind hohes Fieber hatte, machte sie auch einen
Hausbesuch. Viele ihrer Patienten hatten die „Frau
Doktor" gebeten, sie nicht im Stich zu lassen.

Als „First Lady" trat Veronica Carstens bescheiden und
diszipliniert auf. Die Repräsentationspflichten als Gattin
des Bundespräsidenten fielen ihr anfangs nicht leicht.
Der Schritt aus der gutbürgerlichen Anonymität ins
grelle Licht der Öffentlichkeit kostete sie einige
Überwindung. Um mit ihrer neuen Funktion fertig zu
werden und sich Mut zu machen, erinnerte sie sich oft
an das indische Sprichwort: „Das, vor dem du Furcht
hast, musst du tun."

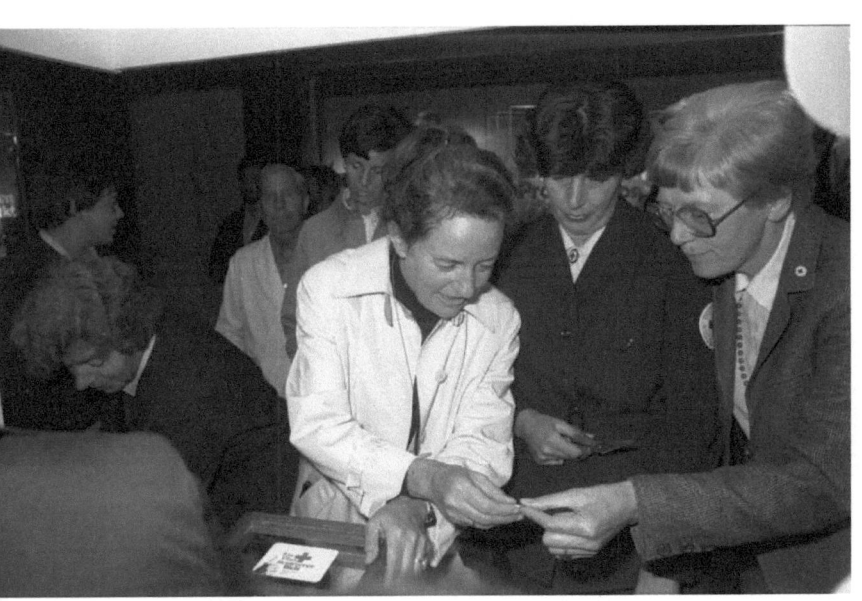

Dr. Veronica Carstens,
Ärztin und Gattin des Bundespräsidenten,
beim Verkauf von Losen
des „Deutschen Roten Kreuzes"
am 17. Oktober 1979 in Bonn

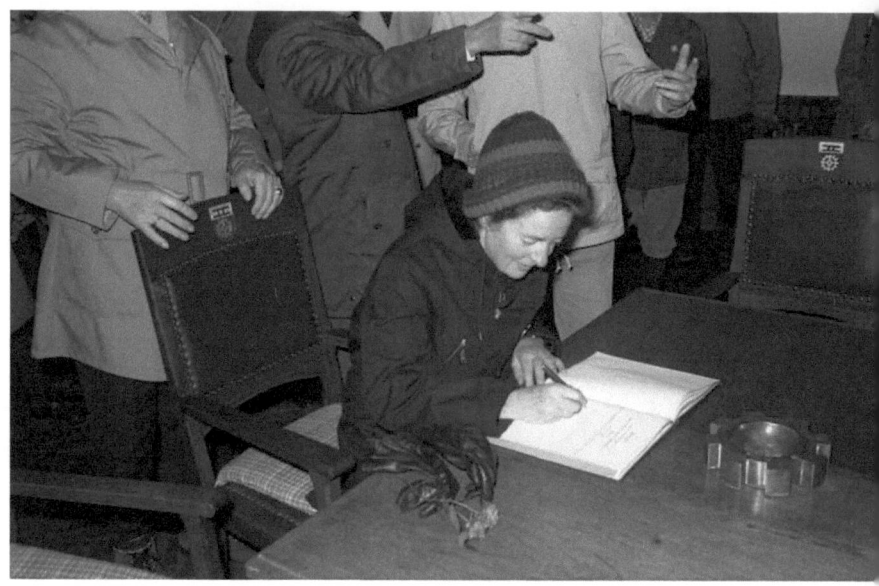

Dr. Veronica Carstens
trägt sich bei einer Wanderung ihres Gatten,
Bundespräsident Professor Dr. Karl Carstens,
am 13. November 1979
ins Gästebuch ein.

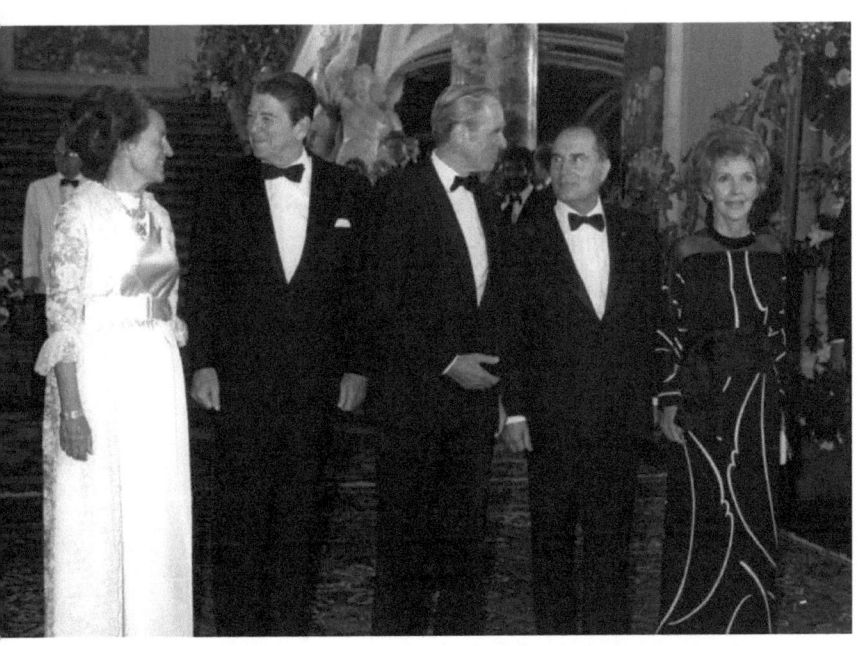

Die deutsche „First Lady" Dr. Veronica Carstens,
US-Präsident Ronald Reagan (1911–2004),
der deutsche Bundespräsident Professor Dr. Karl Carstens,
der französische Präsident François Mitterrand (1916–1996)
und die amerikanische „First Lady" Nancy Reagan
(von links nach rechts). Das Foto entstand bei einem Essen,
das der Bundespräsident und seine Gattin zu Ehren
der Staats- und Regierungschefs im Schloss Augustusburg
am 9. Juni 1982 am Vorabend des NATO-Gipfels
in Bonn gaben.

Der Wohnsitz des Bundespräsidenten, die „Villa Hammerschmidt" in Bonn, ist Veronica Carstens und ihrem Mann eher fremd geblieben. Lieber hielten sich beide in ihrem 1973 in Meckenheim errichteten Einfamilienhaus auf. In der „Villa Hammerschmidt" stand Veronica Carstens eine Sozialabteilung mit qualifizierten Mitarbeitern zur Verfügung. Dort gingen zahlreiche Briefe und Anrufe von Hilfe- und Ratsuchenden ein.
Als „First Lady" war Veronica Carstens die Schirmherrin der „Deutschen Multiple-Sklerose-Gesellschaft", der „Deutschen UNICEF-Hilfe", des „Deutschen Müttergenesungswerks" und Vorsitzende der „Deutschen Altershilfe".
1981 gründeten Frau Carstens und ihr Mann die „Karl und Veronica-Carstens-Stiftung" und 1983 die Fördergemeinschaft für Erfahrungsheilkunde „NATUR und MEDIZIN", der jeder beitreten konnte und die bald mehr als 50000 Mitglieder zählte. Veronica Carstens beklagte, viele gute Hausmittel, die sich bei Eltern oder Großeltern der jetzigen Generation zur Vermeidung und Behandlung von Krankheiten bewährt hätten, gerieten im technischen Zeitalter immer mehr in Vergessenheit. In den Industrieländern wüsste man noch viel zu wenig oder überhaupt nichts mehr über eine große Zahl von Heilpflanzen, die in anderen Kulturen erfolgreich angewandt würden.

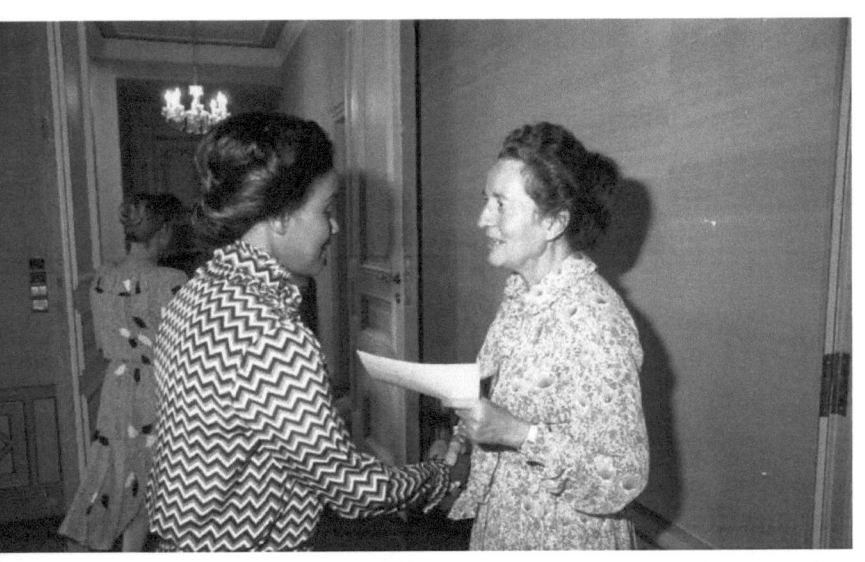

„*First Lady*" *Dr. Veronica Carstens (rechts)*
am 31. August 1982
beim Empfang für Ehefrauen von Botschaftern

Die Eheleute Carstens verfügten, die „Karl und
Veronica-Carstens-Stiftung" solle nach ihrem Tod ihr
ganzes Privatvermögen erben. Durch die von ihr
geförderten umfangreichen wissenschaftlichen Arbeiten
trug die Stiftung erheblich zur Anerkennung der
Naturheilkunde in Deutschland bei.

Der Arbeitstag von Veronica Carstens fing um 6.30 Uhr
an. Ihr Lebensmotto lautete: „Wer genug Arbeit hat,
bleibt im Gleichmaß". Sie liebte die Literatur und die
Musik, beherrschte selbst Geige und Bratsche, befasste
sich aber auch mit Blumen und Garten. Mit ihrem Mann
ist sie gerne gewandert. Am 30. Mai 1992 wurde Veronica
Carstens Witwe.

Bei den Recherchen für sein Taschenbuch „Superfrauen
6 – Medizin" (2000) hatte der Autor Ernst Probst kurz
mit Veronica Carstens zu tun. Sie gab prompt und
freundlich erbetene Auskünfte, überprüfte den
Textentwurf für ihre Kurzbiografie, stellte kostenlos
ein Porträtfoto für Titel und Innenteil zur Verfügung
und signierte auf Bitte des Autors einige Exemplare.
Damit unterschied sie sich sehr wohltuend von manchen
anderen „Superfrauen", mit denen Ernst Probst bei
seiner 14-bändigen Taschenbuchreihe zu tun hatte.

2009 zog sich die Mittsiebzigerin Veronica Carstens aus
der Öffentlichkeit zurück. Zuletzt lebte sie in einem
Sanatorium in Bonn. Am 25. Januar 2012 starb sie im

Alter von 78 Jahren friedlich im Kreis ihrer engsten Weggefährten in Bonn. Sie hatte ihren Ehemann fast zwei Jahrzehnte überlebt. Eine öffentliche Gedenkfeier zum Abschied erfolgte am 13. Februar 2012 in der Beethoven-Halle in Bonn.

In Nachrufen über Veronica Carstens hieß es, sie habe die Naturheilverfahren in Deutschland hoffähig gemacht. Ihr Einsatz habe einer menschlichen Medizin mit dem Patienten im Mittelpunkt gegolten. Als sie während der Präsidialzeit ihres Ehemannes das Thema „Naturheilkunde" auf die Agenda gehoben habe, habe sie damit am Bild der technisierten Medizin gekratzt.

Bildquellen

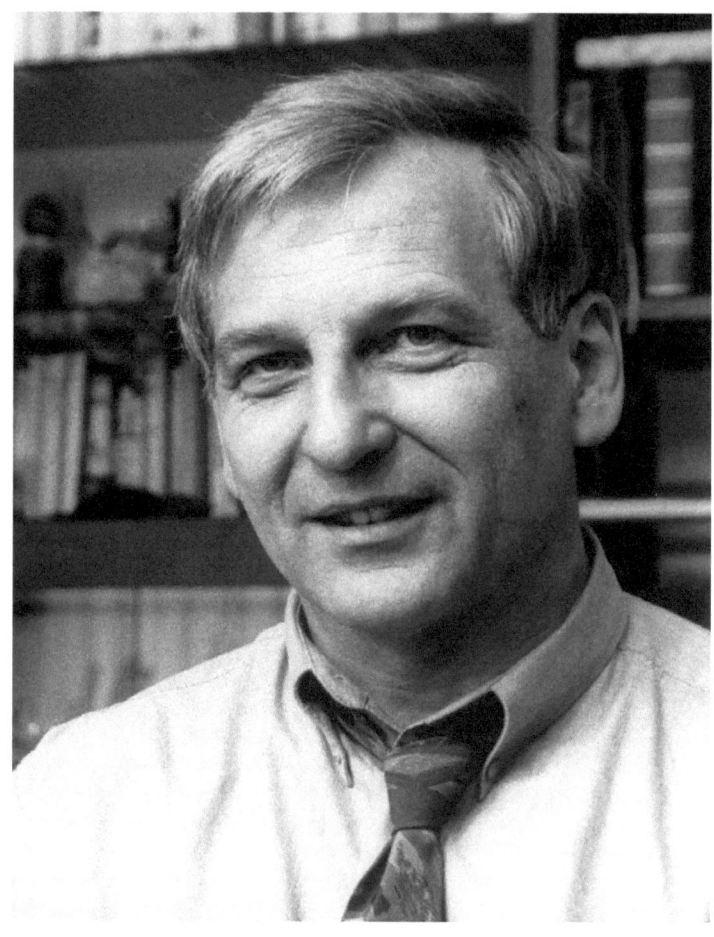

Autor Ernst Probst

Der Autor Ernst Probst

Ernst Probst, geboren am 20. Januar 1946 in Neunburg vorm Wald im bayerischen Regierungsbezirk Oberpfalz, ist Journalist und Wissenschaftsautor. Er arbeitete von 1968 bis 1971 als Redakteur bei den „Nürnberger Nachrichten", von 1971 bis 1973 in der Zentralredaktion des „Ring Nordbayerischer Tageszeitungen" in Bayreuth und von 1973 bis 2001 bei der „Allgemeinen Zeitung", Mainz. In seiner Freizeit schrieb er Artikel für die „Frankfurter Allgemeine Zeitung", „Süddeutsche Zeitung", „Die Welt", „Frankfurter Rundschau", „Neue Zürcher Zeitung", „Tages-Anzeiger", Zürich, „Salzburger Nachrichten", „Die Zeit", „Rheinischer Merkur", „Deutsches Allgemeines Sonntagsblatt", „bild der wissenschaft", „kosmos", „Deutsche Presse-Agentur" (dpa), „Associated Press" (AP) und den „Deutschen Forschungsdienst" (df). Aus seiner Feder stammen die Bücher „Deutschland in der Urzeit" (1986), „Deutschland in der Steinzeit" (1991) und „Deutschland in der Bronzezeit" (1996). Von 2001 bis 2006 betätigte sich Ernst Probst als Buchverleger sowie zeitweise als internationaler Fossilienhändler und Antiquitätenhändler. Insgesamt veröffentlichte er rund 200 Bücher, Taschenbücher, Broschüren und E-Books.

Bücher von Ernst Probst

(Auswahl)

Als Mainz noch nicht am Rhein lag

Annie Oakley
Die Meisterschützin des Wilden Westens

Archaeopteryx. Der Urvogel
aus Bayern

Christl-Marie Schultes. Die erste Fliegerin in Bayern
(zusammen mit Theo Lederer)

Cortés und Malinche. Der spanische Eroberer
und seine indianische Geliebte

Der Europäische Jaguar

Der Mosbacher Löwe
Die riesige Raubkatze aus Wiesbaden

Der Rhein-Elefant
Das Schreckenstier von Eppelsheim

Der Schwarze Peter
Ein Räuber im Hunsrück und Odenwald

Der Ur-Rhein
Rheinhessen vor zehn Millionen Jahren

Deutschland im Eiszeitalter

Deutschland in der Frühbronzezeit

Deutschland in der Mittelbronzezeit

Deutschland in der Spätbronzezeit

Die Aunjetitzer Kultur in Deutschland

Die Straubinger Kultur in Deutschland

Die Singener Gruppe

Die Arbon-Kultur in Deutschland

Die Ries-Gruppe und die Neckar-Gruppe

Die Adlerberg-Kultur

Der Sögel-Wohlde-Kreis

Die nordische Bronzezeit in Deutschland

Die Hügelgräber-Kultur in Deutschland

Die ältere Bronzezeit in Nordrhein-Westfalen

Die Bronzezeit in der Lüneburger Heide

Die Stader Gruppe in der Bronzezeit

Die Oldenburg-emsländische Gruppe

Die Urnenfelder-Kultur in Deutschland

Die ältere Niederrheinische Grabhügel-Kultur

Die Unstrut-Gruppe

Die Helmsdorfer Gruppe

Die Saalemündungs-Gruppe

Die Lausitzer Kultur in Deutschland

Die Dolchzahnkatze Megantereon

Die Dolchzahnkatze Smilodon

Die Säbelzahnkatze Homotherium

Die Säbelzahnkatze Machairodus

Die Schweiz in der Frühbronzezeit

Die Rhône-Kultur in der Westschweiz

Die Arbon-Kultur in der Schweiz

Die Schweiz in der Mittelbronzezeit

Die Schweiz in der Spätbronzezeit

Dinosaurier von A bis K. Von Abelisaurus
bis zu Kritosaurus

Dinosaurier von L bis Z. Von Labocania
bis zu Zupaysaurus

Eiszeitliche Geparde in Deutschland

Eiszeitliche Leoparden in Deutschland

Frauen im Weltall

Hildegard von Bingen. Die deutsche Prophetin

Höhlenlöwen. Raubkatzen
im Eiszeitalter

Julchen Blasius
Die Räuberbraut des Schinderhannes

Katharina II. die Große.
Die Deutsche auf dem Zarenthron

Johann Jakob Kaup
Der große Naturforscher aus Darmstadt

Königinnen der Lüfte in Deutschland

Königinnen der Lüfte in Europa

Königinnen der Lüfte in Amerika

Königinnen der Lüfte von A bis Z

Rund 70 Kurzbiografien berühmter Fliegerinnen,
Ballonfahrerinnen, Luftschifferinnen,
Fallschirmspringerinnen, Astronautinnen und
Kosmonautinnen

Königinnen des Films

Königinnen des Tanzes

Königinnen des Theaters

Malende Superfrauen

Meine Worte sind wie die Sterne

Die Entstehung der Rede des Häuptlings Seattle
(zusammen mit Sonja Probst)

Monstern auf der Spur
Wie die Sagen über Drachen, Riesen
und Einhörner entstanden

Neues vom Ur-Rhein
Interview mit dem Geologen und Paläontologen
Dr. Jens Sommer

Österreich in der Frühbronzezeit

Österreich in der Mittelbronzezeit

Österreich in der Spätbronzezeit

Pompadour und Dubarry. Die Mätressen
von Louis XV.

Raub-Dinosaurier von A bis Z.
Mit Zeichnungen von Dmitry Bogdanav
und Nobu Tamura

Rekorde der Urmenschen
Erfindungen, Kunst und Religion

Rekorde der Urzeit
Landschaften, Pflanzen und Tiere

Säbelzahnkatzen. Von Machairodus
bis zu Smilodon

Säbelzahntiger am Ur-Rhein. Machairodus
und Paramachairodus

Superfrauen aus dem Wilden Westen

Superfrauen 1 – Geschichte

Superfrauen 2 – Religion

Superfrauen 3 – Politik

Superfrauen 4 – Wirtschaft und Verkehr

Superfrauen 5 – Wissenschaft

Superfrauen 6 – Medizin

Superfrauen 7 – Film und Theater

Superfrauen 8 – Literatur

Superfrauen 9 – Malerei und Fotografie

Superfrauen 10 – Musik und Tanz

Superfrauen 11 – Feminismus und Familie

Superfrauen 12 – Sport

Superfrauen 13 – Mode und Kosmetik

Superfrauen 14 – Medien und Astrologie

Tony und Bruno Werntgen. Zwei Leben für die Luftfahrt
(zusammen mit Paul Wirtz)

Was ist ein Menhir?
Interview mit dem Mainzer Archäologen
Dr. Detert Zylmann

Weisheiten der Indianer

Wer ist der kleinste Dinosaurier?
Interviews mit dem Wissenschaftsautor Ernst Probst

Wer war der Stammvater der Insekten?
Interview mit dem Stuttgarter Biologen
und Paläontologen Dr. Günther Bechly

Zenobia von Palmyra.
Eine Frau kämpft gegen die Römer

Bestellungen bei: http://www.grin.com